MALADIES DE POITRINE

GUÉRISON

PAR LE

Traitement spécial du Dr J. SOYARD

MALADIES DE POITRINE

GUÉRISON

PAR LE

Traitement spécial du Dr J. SOYARD

EX-INTERNE DES HOPITAUX

CHEVALIER DE LA LÉGION D'HONNEUR

Rue de Rivoli, 76

Nil adjicio quod non probem !
Je n'avance rien que je ne prouve !

PARIS

IMPRIMERIE ALCAN-LÉVY

RUE LAFAYETTE, 61, ET PASSAGE DES DEUX-SŒURS

— 1870 —

MALADIES DE POITRINE

GUÉRISON

PAR LE

Traitement spécial du Dr J. SOYARD

Il existe une malheureuse croyance, d'autant plus enracinée dans l'esprit de chacun qu'elle est presque universelle, et qui consiste à regarder comme incurable la phthisie pulmonaire, affection terrible, qui fait chaque année un si grand nombre de victimes et dont la science n'a pu, jusqu'à ce jour, arrêter les néfastes progrès.

En face d'une semblable plaie, d'un pareil fléau de l'humanité, quel doit être le rôle de tout médecin ? N'est-il pas de rechercher les causes de cette maladie afin de pouvoir y porter remède ?

N'ayant donc en vue que ce résultat, je me suis mis à l'œuvre, sachant bien que, par le travail et l'observation seulement, on pourrait arriver à ce but; j'ai donc travaillé, calculé et observé, et j'ai vu avec joie mes efforts couronnés de succès.

La plupart des auteurs qui se sont occupés des affections de poitrine disent, dans leurs traités, que l'on peut soulager, mais que, dans l'état actuel de la science, le spécifique de la phthisie n'est pas encore découvert; d'autres écrivains, plus pessimistes encore, avancent que jamais l'on ne pourra guérir la phthisie.

Voilà une triste perspective pour ceux qui sont atteints de

cette cruelle maladie; mais, malgré ces terribles pronostics, j'espère pouvoir prouver, par l'exposé de ma méthode de traitement, que l'espoir de la guérison, loin d'être banni de la pensée des malades, doit au contraire renaître dans leur cœur.

C'eût été inutile de chercher à guérir la tuberculose en persévérant dans la voie suivie jusqu'à ce jour par tous les praticiens, vu les résultats obtenus; aussi ai-je abandonné cette voie, et j'emploie une médication qui n'a aucun rapport avec les traitements donnés jusqu'à ce jour. Ce ne serait pas une raison, pourrait-on m'objecter, pour que mon système fût rationnel; je répondrai à cela que, n'ayant pas arboré le drapeau de l'empirisme, j'ai dû recourir à une méthode raisonnée, et que cette méthode m'a donné les résultats que je prévoyais. Mais que l'on ne croie pas que je sois arrivé de suite au but désiré; j'ai cherché longtemps, et si je préconise aujourd'hui un traitement nouveau, c'est que je l'ai reconnu efficace, après l'avoir souvent expérimenté.

Ma réussite a donc pour base l'expérimentation et l'observation; il y a loin de là à une médication empirique.

Beaucoup de praticiens, dans un but on ne peut plus louable, ont essayé à peu près tous les agents de la matière médicale contre la phthisie; j'ai nécessairement examiné leurs travaux et, de cette étude, j'ai retiré la conviction que, parmi ces divers agents, les toniques, les calmants, les astringents, par exemple, pouvaient apporter quelque soulagement aux malades; quant à leur guérison, je ne la croyais possible qu'à la condition de débarrasser tout d'abord le poumon des concrétions étaient venues l'envahir.

Cependant, combien n'a-t-on pas préconisé certains médicaments vantés comme spécifiques de l'affection qui nous occupe?

Sur la foi des cures faites par une médication regardée comme infaillible par certains médecins, d'autres praticiens l'ont appliquée immédiatement, mais n'en ont pas retiré les avantages qu'ils en espéraient.

La cause de ces divergences de résultats provenait uniquement d'une erreur de diagnostic ; car, si l'on avait à traiter des bronchites chroniques, des bronchorrhées, le remède réussissait, tandis que si on l'administrait à des tuberculeux, la médication échouait.

Je sais très bien qu'en avançant pareille chose, on pourrait m'objecter encore qu'il faut être peu fort en auscultation pour faire une pareille erreur, car les signes stéthoscopiques de la bronchite diffèrent essentiellement de ceux de la tuberculose. Je sais cela tout aussi bien que ceux qui me feraient cette objection ; mais ce que je sais très bien aussi, c'est qu'il y a des cas où l'embarras est très grand et où le praticien le plus exercé peut rester dans le doute ; témoin Trousseau, qui possédait une connaissance profonde de l'auscultation, et qui reconnaît (1) avoir souvent hésité à prononcer un diagnostic qui, dans certains cas, devenait presque impossible. Voyons encore Bretonneau, que Trousseau appelle son illustre maître, ne voyons-nous pas ce savant diagnostiquer une phthisie chez un malade dont l'autopsie fit reconnaître l'erreur commise par le célèbre praticien ; puisque l'on ne trouva pas trace de tubercules dans le poumon (2).

Il ressort donc de ce que j'ai avancé, qu'il est quelquefois bien difficile de se prononcer, surtout quand la maladie date de longues années et qu'il existe de graves lésions dans tout le tissu pulmonaire.

Trousseau ajoute aussi, après s'être longtemps arrêté sur la difficulté de certains diagnostics, que l'erreur, en ce cas, ne fait pas grand'chose à l'affaire, car la même médication est applicable dans l'une ou l'autre affection.

Sans m'appuyer sur la manière de voir de cet illustre pro-

(1) Clinique médicale, tom. I, pag. 565.
(2) Clinique médicale, Trousseau, tom. I, pag. 565.

— 8 —

fesseur, je donne cependant le même traitement aux catar-
rheux et aux tuberculeux ; les uns et les autres s'en trouvent
bien ; mais j'arrive bien plus vite à un résultat notable chez
les phthisiques, car mon mode de médication, que j'exposerai
plus loin, frappe de suite le tubercule et finit par le dissoudre
dans un laps de temps assez court.

En avançant pareille chose, je vais soulever assurément
contre moi les anathèmes du monde médical ; je sais à
l'avance que la critique ne m'épargnera pas, ne serait-ce qu'à
cause de ma prétention d'assurer la guérison de la tuberculose, qui a été considérée jusqu'à ce jour comme une maladie
à peu près incurable.

On dira de moi ce que l'on voudra, on niera même la possibilité de guérir que possède mon traitement, peut-être bien
avant d'avoir pris connaissance de la façon dont j'opère, tout
cela m'est fort égal ; seulement voici ce que je propose, soit
aux critiques, soit aux incrédules : Qu'un médecin veuille
bien reconnaître les lésions qui existent dans le poumon d'un
tuberculeux et me l'envoie ; si ce malade est à la première ou
à la seconde période de la maladie, je le guérirai ; il en serait
tout autrement, et je n'entreprendrais pas pareille besogne s'il
était à la période de ramollissement, et qu'il eût déjà craché,
comme on le dit vulgairement, une partie de son poumon ; je
ne fais pas de miracles, et je ne puis remplacer l'organe qui a
été éliminé ; mais je désire que l'on m'adresse un individu chez
lequel le poumon existe encore et, bien que les masses tuberculeuses soient près d'entrer en suppuration et que ce malheureux soit voué fatalement, infailliblement à la mort, s'il n'a
recours qu'à l'ancienne médication, je ne crois pas trop m'a-
vancer en assurant que, s'il suit quinze jours mon mode de
traitement, je lui rendrai la respiration plus facile, plus
longue ; les poumons, qui étaient farcis de tubercules et ne
laissaient percevoir aucun murmure vésiculaire, deviendront

dès lors perméables, et les alvéoles pulmonaires (1) commenceront un peu à se dilater.

Comment expliquer une pareille amélioration, sinon par l'élimination d'une certaine quantité des concrétions morbides qui envahissaient les tissus et empêchaient la pénétration de l'air dans les poumons.

Si, comme je l'assure, après cette première quinzaine de traitement, je n'ai pas obtenu un mieux sensible dans l'acte de la respiration, on pourra nier alors l'efficacité de mon système ; mais si, d'un autre côté, ce que j'avance est véridique, je serai charmé que le résultat obtenu soit constaté.

La persévérance est nécessaire pour obtenir la guérison, et si après quinze jours on arrive à des résultats appréciables, que ne doit-on pas espérer d'une médication d'un mois ou de six semaines !

J'avoue cependant bien sincèrement que mes observations ne me permettent pas encore de garantir que la cause de la tuberculose, la diathèse enfin, sous l'influence de laquelle naît le tubercule, ne reparaîtra plus après une première guérison opérée par mon nouveau traitement, je n'ose avancer pareille chose ; mais admettons même une rechute après un temps plus ou moins long, un an, deux ans, dix ans, car enfin, le tubercule ne se reforme pas si vivement, on n'aurait qu'à recourir au moyen qui a tiré d'affaire le malade une fois, pour vaincre encore de nouveau l'affection qui aurait reparu, et je puis bien assurer qu'il n'existe pas un individu dans ce bas monde qui ne préférât, au besoin, recommencer dix fois ma médication si simple et si facile, que de mourir une seule.

Si j'avance là une naïveté digne de M. de la Palisse, elle n'est cependant ni fausse ni exagérée.

Ainsi, en admettant même que je n'aie pas atteint la diathèse, c'est ce que la suite prouvera, c'est déjà un grand pas

______

(1) Alvéoles, vésicules et cellules sont synonymes. J'emploierai souvent ces mots l'un pour l'autre.

d'avoir découvert le moyen de débarrasser les poumons des tubercules qui l'obstruent et de faciliter ainsi la pénétration de l'air dans le tissu pulmonaire, et par suite l'hématose qui est la vie. Mais qu'est-ce donc que l'hématose? Je vais le dire en peu de mots. C'est, selon la définition de certains auteurs, la modification des caractères physiques du sang. Cette définition n'est pas apte à bien éclairer les personnes qui n'ont jamais étudié le mécanisme de la respiration ni à leur faire comprendre ce que c'est que l'hématose. Voici, en peu de mots, la description de ce phénomène :

L'acte respiratoire se compose de deux temps : le premier est l'inspiration qui a pour but de faire pénétrer l'air qui nous entoure dans nos poumons, éponges destinées à emmagasiner l'air respiré ; le second temps est l'expiration, dont l'effet est le rejet hors de notre organisme de l'acide carbonique existant en trop grande quantité dans notre sang.

Dans le torrent circulatoire et en traversant tous nos tissus, ce liquide se surcharge de cet acide et le rapporte aux poumons. Il est alors d'une couleur brune, noirâtre, on lui donne le nom de sang veineux, il est impropre à la nourriture de nos organes et, pour pouvoir servir de nouveau, il doit être revivifié, c'est-à-dire être mis en contact avec l'oxygène atmosphérique que l'inspiration a introduit dans l'organe de la respiration. Ce gaz vivifiant pénètre donc dans le sang veineux, en chasse, si je puis m'exprimer ainsi, l'acide carbonique qui est rejeté au dehors par l'expiration.

Dès que le sang noir a absorbé l'oxygène, il devient rouge, rutilant ; on le nomme alors sang artériel, c'est le liquide nourricier.

L'hématose est donc un phénomène qui a pour but, comme il est dit ci-dessus, de modifier les caractères du sang, qui de noir devient rouge, par suite de son oxydation et de l'élimination de l'acide carbonique hors de l'organisme.

Maintenant que l'on connaît le mécanisme de l'hématose, c'est-à-dire de la revivification du sang, peut-on admettre que dans un poumon obstrué, par conséquent peu perméable à l'air, ce chassé-croisé qui se fait entre l'oxygène d'un côté et l'acide carbonique de l'autre puisse s'exécuter parfaitement ? Non ! mais que l'on débarrasse le poumon des produits morbides qui s'y sont accumulés, et il sera facile de prévoir les conséquences qui en résulteront.

Voilà déjà longtemps que je parle des maladies de poitrine ; sans plus tarder, j'en commence la description ; mais afin que l'on comprenne mieux ce que je vais en dire, je donne quelques notions sommaires touchant la structure de l'organe de la respiration :

Nos poumons sont, comme je l'ai déjà dit, des éponges destinées à absorber l'air que nous respirons. Ce fluide pénètre dans nos organes de la manière suivante : À l'arrière-bouche il existe une ouverture nommée glotte, c'est l'entrée d'un canal cylindroïde, formé de plusieurs parties distinctes qui sont : 1° le larynx ; 2° la trachée ; 3° les bronches qui ne sont autre chose que la trachée qui s'est divisée en deux branches. Chacune de ces branches se rend dans un poumon où elle se subdivise à l'infini. Ce canal cylindroïde dont je viens de parler, étant un tube creux, l'air qui pénètre par la glotte s'engouffre jusqu'aux dernières ramifications des bronches.

Les bronches peuvent être comparées à une grappe de raisin, de cette grappe principale naissent une quantité d'autres petites grappes qui se subdivisent à l'infini. C'est à l'extrémité de ces dernières subdivisions que viennent se grouper les vésicules pulmonaires, espèces de petits sacs où s'emmagasine l'air respiré.

La réunion des vésicules pulmonaires à l'extrémité d'une ramification bronchique se nomme un lobule ; une quantité considérable de lobules accolés les uns aux autres constitue un lobe ; chaque poumon contient deux ou trois lobes.

Ainsi l'organe de la respiration étant formé de lobes, les lobes étant constitués par la réunion d'une myriade de lobules, il n'y a qu'à connaître comment est construit un lobule, pour comprendre la structure intime d'un poumon.

Sans avoir recours au microscope, je vais employer un moyen qui, tout aussi bien qu'une figure considérablement grossie, me fera atteindre le but que je me propose.

A cet effet, qu'on me permette de me servir de la comparaison suivante : si on insuffle de l'air dans de l'eau de savon, avec un chalumeau, il vient se grouper à son extrémité inférieure une masse de bulles séparées les unes des autres par une cloison, commune, mitoyenne, si je puis m'exprimer ainsi.

Eh bien, je vais démontrer qu'il n'existe pas la moindre différence entre ce que j'exposé ci-dessus et la structure d'un lobule. En effet, l'extrémité de ce chalumeau, de ce tube à air peut être considérée comme la terminaison d'une petite bronche, les bulles gonflées par l'air qui l'environnent représentent les cellules pulmonaires, distendues et accolées autour de la partie terminale d'un ramuscule bronchique et, afin que l'analogie soit complète, des cloisons semblables séparent aussi les unes des autres et les bulles de savon et les vésicules du poumon.

C'est dans le tissu des cloisons intercellulaires que rampent les nerfs et les vaisseaux pulmonaires, ceci est un point important qu'il ne faut pas oublier.

Bien que comparaison ne soit pas raison, comme dit le proverbe, j'ai cru pouvoir recourir à celle dont je viens de me servir, pour mieux faire comprendre la façon dont était construit un lobule.

Les lobules placés côte à côte s'enchevêtrent admirablement les uns dans les autres et forment ainsi, par leur multiplicité, tout le tissu, tout le parenchyme de l'organe de la respiration.

Chaque auteur qui s'est occupé de la phthisie a exprimé sa manière de voir sur la formation du tubercule dans le poumon ; malheureusement il existe un grand désaccord à ce sujet entre les écrits de beaucoup de ces savants. Cela ne prouve qu'une chose, c'est qu'il est très difficile de pouvoir préciser d'une façon certaine la manière dont naît le produit hétérologue qui vient envahir le poumon. Sans me mêler aux discussions de ces auteurs et sans m'appuyer sur les écrits d'aucun d'eux, j'ai voulu examiner de mon côté, et je vais dire ce que j'ai remarqué, après de minutieuses recherches :

Maintenant que l'on sait qu'un lobule pulmonaire est constitué par une extrémité bronchique, autour de laquelle sont groupées des cellules pulmonaires, séparées par des cloisons, il sera facile de comprendre ce que je vais avancer sur la formation du tubercule, des granulations, des concrétions morbides enfin, qui viennent obstruer le tissu pulmonaire.

Est-ce dans les cellules, est-ce dans les cloisons que naît le tubercule ? Voilà une question qui a été souvent posée et qui a occasionné bien des discussions parmi les pathologistes ; je les laisse discuter et, m'appuyant sur des recherches considérables, je vais exprimer mon opinion à ce sujet ; c'est-à-dire rapporter ce que j'ai vu.

Le tubercule prend naissance dans les cloisons et **non** dans les cellules.

Du reste il ne peut en être autrement ; car, qu'est-ce donc qu'une cellule ? C'est un espace vide entouré de tous côtés par des cloisons ; or un vide ne peut rien sécréter, cherchons donc ailleurs et voyons si nous ne pourrons pas découvrir d'où provient la matière tuberculeuse. Le tissu conjonctif dont les cloisons sont formées, ne peut non plus sécréter cette matière, mais en sera-t-il de même des vaisseaux sanguins, sur lesquels j'ai déjà appelé l'attention et qui existent en si grand nombre dans les cloisons intercellulaires ? Non. Et c'est là qu'il faut chercher la sécrétion morbide.

Voici comme les choses se passent : Par suite d'une altération du fluide sanguin, dont personne n'a encore pu jusqu'à ce jour préciser la cause, il survient une exsudation, un suintement, soit séro-albumineux, soit séro-fibrineux à travers les parois des capillaires. Cette transsudation, composée d'éléments constitutifs du sang, vient former, en s'accumulant autour des capillaires d'où elle a pris naissance, une espèce de bourgeonnement. Ce bourgeonnement augmente peu à peu de dimension, prend du corps, se durcit et finit par constituer le tubercule ou, mieux encore, l'épine tuberculeuse, comme un savant praticien vient de désigner avec tant d'esprit ce produit morbide.

Aucun empêchement n'étant opposé à la cause de l'exsudation dont je viens de parler, il en résulte une augmentation toujours progressive des granulations tuberculeuses qui petit à petit finissent par obstruer le poumon.

L'obstruction de l'organe respiratoire se fait de deux façons différentes. Dans la première, la matière tuberculeuse envahit le tissu intercellulaire, ce tissu s'épaissit alors graduellement, son élasticité disparaît, les cellules pulmonaires ne peuvent se dilater qu'imparfaitement et tendent même à disparaître tout à fait, à mesure qu'elles sont comprimées. Dans le deuxième cas, le tubercule brise les cloisons ; il survient alors deux accidents :

Le premier est la rupture des vaisseaux qui y existent, de cette rupture résulte toujours une hémophthisie, un crachement de sang quelquefois considérable ; le deuxième consiste dans une facilité plus grande pour l'exsudat morbide de s'épancher dans les vésicules pulmonaires et de les remplir.

En somme, que les concrétions tuberculeuses envahissent soit le tissu interstitiel, soit les vésicules ; la quantité d'air qui était absorbée par les poumons diminue graduellement et des troubles graves commencent à se montrer dans les fonctions vitales.

Ainsi donc la maladie qui nous occupe s'accroît en raison directe de la diminution plus ou moins grande du volume d'air qui peut pénétrer dans les poumons, par suite de l'envahissement progressif de la matière tuberculeuse.

Pour corroborer ce que j'avance sur la diminution graduelle du volume d'air dans les poumons, volume qu'il est facile de mesurer au moyen d'un instrument spécial, appelé spiromètre, je vais rapporter un fait cité par M. Longet dans sa *Physiologie*, au chapitre de la respiration, et qui prouvera que, dans la phthisie, la capacité respiratoire va toujours en s'amoindrissant. Voici le fait :

Un célèbre physiologiste anglais, Hutchinson, prévoyant qu'une diminution dans la quantité d'air qu'un individu pouvait mettre en circulation dans ses poumons, devait fournir la mesure du progrès de l'affection pulmonaire, voulut faire une expérimentation et choisit un individu qui réunissait les conditions les plus favorables à un semblable examen. C'était un Américain colossal, venu à Londres pour disputer le prix d'une lutte ; il était d'une taille de 7 pieds anglais ($2^m,10^c$) et dans toute la puissance de la santé ; sa capacité respiratoire était de 7 litres 082. Après avoir remporté le prix, il mena une vie oisive et dissolue, et deux ans plus tard sa capacité vitale n'était plus que de 6 lit. 374 (novembre 44); on ne constatait d'ailleurs aucun signe d'une lésion thoracique ; un mois après (décembre 44), elle était descendue à 5 litres 222. Cet homme succomba en 1845, aux suites d'une tuberculisation pulmonaire subaiguë.

Un fait d'une autre nature, mais non moins caractéristique, témoigne de l'utilité du spiromètre et de son application à la pathologie. Un homme est examiné, il jouit d'une santé irréprochable, mais la mesure de sa capacité inspiratrice est de 0 lit. 767 au dessous du chiffre normal. L'auscultation ne révèle pas le plus léger trouble des fonctions respiratoires. Trois jours après, cet homme succombe accidentellement et l'on trouve au sommet du poumon gauche un dépôt de tubercules miliaires qui avait une étendue de plus d'un pouce carré.

C'est en s'appuyant sur des observations extrêmement nombreuses, que Hutchinson a formulé ses principales conclusions relatives à la phthisie. Suivant lui, un abaissement de 16 p. 100 doit déjà éveiller des soupçons ; dans le premier degré de la phthisie confirmée, la diminution est d'environ 33 p. 100 ; elle peut en être portée, dans la période extrême, jusqu'à 90 p. 100, sans que le malade soit sous le coup d'une mort tout à fait prochaine.

Que prouvent donc les faits que je viens de rapporter ? C'est que : 1° par suite de l'obstruction des poumons, l'air nécessaire à la vie ne peut imprégner l'organe respiratoire en assez grande quantité pour subvenir aux besoins de la revivification du sang ; 2° que l'élimination de l'acide carbonique qui devrait être rejeté au dehors par l'expiration, devient incomplète, aussi le sang des tuberculeux se surcharge-t-il de cet acide. Plusieurs physiologistes ont constaté cette augmentation d'acide carbonique dans la phthisie. Il en résulte, selon moi, de graves désordres dans l'organisme.

Ainsi, le sang d'un tuberculeux n'ayant plus les qualités voulues pour fournir un suc nourricier convenable à ses divers organes, une maigreur toujours croissante ne tarde pas à se montrer ; à cette maigreur succèdent assez vivement l'émaciation, la faiblesse, le marasme et la mort.

Puis la quantité de phosphate de chaux du sang, qui n'est à l'état normal que de 0,35 en moyenne dans ce fluide, s'élève dans la tuberculose à 0,49, d'où une différence de 0,14 en plus qu'à l'état de santé.

Quelle est donc la cause de cette augmentation anormale ? Ne pourrait-on pas encore en rendre responsable l'acide carbonique, car on sait que c'est grâce à cet acide que le phosphate de chaux est tenu en dissolution dans notre sang ; si donc ce liquide est surchargé d'acide carbonique, ce gaz ne pourrait-il pas, en pénétrant à travers les tissus et surtout les os, faciliter la dissolution d'une partie du phosphate calcaire qu'ils renferment ?

Ce n'est qu'une hypothèse que j'avance là, mais ce qu'il y a de certain, c'est que les os de tous les phthisiques se modifient, petit à petit, dans leur forme. Jetez un coup d'œil sur leurs doigts et vous verrez que les os des phalanges paraissent amincis à la partie médiane, tandis que les extrémités articulaires, formées de tissus spongieux, où le phosphate calcaire existe en moins grande quantité que dans le corps de l'os, dans la diaphyse, comme on le dirait en langage médical, ces extrémités ne sont nullement altérées.

Examinons aussi quelle modification considérable reçoit la phalange unguéale. Le squelette de la phalangette, composée presque exclusivemement de matière inorganique (phosphate et carbonate calcaires), doit être forcément atteint par l'acide carbonique, si l'hypothèse que j'ai proposée plus haut est rationnelle ; c'est ce qui arrive en effet, car il survient un changement de forme frappant dans la phalange unguéale. Le pulpe du doigt s'élargit et s'aplatit, en même temps l'ongle s'incurve vers la région palmaire, enfin l'extrémité du doigt prend une forme caractéristique, déjà reconnue par Hippocrate, d'où le nom de doigt hippocratique qui lui a été donné.

Cette modification des parties osseuses survient plus ou moins promptement : 1º selon la vitesse avec laquelle s'opère le dépôt tuberculeux dans les poumons ; 2º selon l'augmentation de l'acide carbonique dans le sang.

Cela dit, j'en reviens à mes affections de poitrine dont je vais démontrer la marche. Je les ai laissées au moment où le tubercule ayant rompu les cloisons, il survenait : 1º une hémophthisie d'autant plus grave que l'épine tuberculeuse atteint des vaisseaux d'un calibre plus ou moins grand ; 2º les cloisons intercellulaires étant brisées et l'exsudation persistant à travers les parois des capillaires sanguins, les cellules se remplissaient progressivement de matières tuberculeuses.

Voyons un peu ce qui survient ensuite.

Bien que tout le poumon puisse être envahi par les granulations morbides, il ne se forme guère de noyaux tuberculeux que dans certains points de l'organe respiratoire et le lieu de prédilection de ces dépôts est très fréquemment, presque toujours, la partie supérieure de cet organe.

En voici les causes : la première est que la dilatation vésiculaire étant moindre dans le lobe supérieur du poumon, le sang circule moins facilement, il s'ensuit alors une stase qui facilite l'exsudation du produit diathésique; la deuxième cause est la dimension plus petite des cellules pulmonaires qui n'ont dans le lobe supérieur qu'un diamètre d'un cinquième de millimètre, tandis qu'elles atteignent un millimètre dans les lobes inférieurs.

Les cellules étant plus petites, il existe assurément un plus grand nombre de cloisons dans le tissu desquelles rampent de nombreux vaisseaux d'où doit s'exhaler une plus grande quantité de produit morbide, et voilà pourquoi la partie supérieure du poumon est plutôt obstruée que les parties moyennes ou inférieures.

Quand un amas de tubercules s'est fixé dans un point du poumon, comme ce noyau morbide va toujours grossissant, les cloisons intercellulaires sont comprimées et par suite les vaisseaux qui sont logés dans leur tissu, la circulation se ralentit forcément et finit même par cesser tout à fait.

C'est alors que ces dépôts tuberculeux, dont la dimension varie depuis la grosseur d'un pois à celle d'une noix, ne recevant plus de sucs nourriciers des capillaires d'où ils tiraient la vie, ne tardent pas à se décomposer. Cette décomposition commence par leur centre, c'est-à-dire loin des vaisseaux dont l'exsudation fournit encore un suc vital qui, en contact avec la périphérie du noyau, l'empêche de se corrompre. Quant au centre qui ne reçoit plus de nourriture, il n'en est pas de même, il ne tarde pas à se ramollir. Le ramollissement gagne de proche en proche et toute la masse est bientôt à l'état de suppuration.

Il existe alors, dans un point du poumon, un amas de matières d'aspect caséeux qui ne fait plus partie de l'organisme et peut être considéré comme corps étranger au milieu des tissus.

Aussi l'inflammation ne tarde pas à survenir dans toutes les parties qui environnent ce noyau purulent ; les extrémités bronchiques existant dans ce foyer de putréfaction sont détruites jusqu'au point où elles sont assez larges pour pouvoir donner issue, par l'expectoration, à ces matières décomposées. Leur élimination occasionne ce que l'on appelle une caverne. Ces cavités sont anfractueuses, irrégulières, elles sont traversées fréquemment par des vaisseaux artériels et veineux, par des bronches.

Les parois de cette caverne fournissent encore pendant longtemps un suintement purulent, mais peu à peu la sécrétion se modifie et il se forme alors une membrane qui se durcit, devient solide, prend une consistance cartilagineuse et recouvre toutes les parois de l'excavation.

On dit alors que la caverne est cicatrisée.

Malheureusement la maladie ne se termine pas là, la diathèse tuberculeuse existe toujours et de nouveaux noyaux tuberculeux se forment, se détruisent, s'éliminent ; comme je l'ai dit ci-dessus, les cavernes se succèdent, l'expectoration devient excessivement abondante, le poumon se [détruit parcelle par parcelle et la mort ne tarde pas à survenir.

Telle est la marche de l'affection tuberculeuse et son résultat final !

J'exagère cependant, car il est certain que cette terrible maladie peut se guérir quand les tubercules passent à l'état crétacé, c'est-à-dire quand, pénétrés par des sels calcaires (phosphate et carbonate terreux), ils prennent l'aspect extérieur et la consistance de la craie. Après cette heureuse transformation, le ramollissement ne pouvant plus avoir lieu, les malades reviennent à la vie et peuvent jouir encore d'une santé relativement bonne.

Malheureusement ces cas sont rares, et il serait peu raisonnable pour un tuberculeux de s'appuyer sur l'espoir d'une pareille chance et de repousser tout traitement. Il ne tarderait probablement pas à s'apercevoir qu'il a fait fausse route et que le temps qu'il a perdu par sa faute sera peut-être pour lui un malheur irréparable.

J'ai dit à peu près tout ce que l'on peut dire sur les maladies de poitrine, dans un opuscule comme celui-ci ; j'ai indiqué la formation des tubercules, ses diverses phases, son ramollissement et son élimination. Je ne vois donc aucune utilité de m'allonger davantage à ce sujet. Cependant, avant de parler de la médication que j'applique à la tuberculose et des résultats que j'ai obtenus par mon système de traitement, je veux rapporter ce que me répond chacun des nombreux malades auxquels je donne journellement mes soins, quand je les interroge sur l'affection dont ils sont atteints et sur la façon dont elle a débuté chez eux. Si j'agis de la sorte, c'est dans le but de démontrer, maintenant que l'on connaît la marche de la tuberculose, comment les symptômes qui se manifestent graduellement pendant la maladie sont en rapport avec les diverses lésions qui surviennent dans le poumon.

J'en reviens à mes malades, et voici en quels termes ils s'expriment :

Ils se plaignent d'avoir gagné le rhume, soit à la suite d'une imprudence, d'un travail forcé, soit même sans avoir commis le moindre écart de conduite, l'attribuant alors à une sueur rentrée, et ils expliquent ainsi cet accident : Depuis quelque temps, disent-ils, ils étaient et sont encore, pendant la nuit seulement, sous le coup d'une fièvre qui, sans être très violente, s'accompagne de sueurs abondantes qui se montrent soit sur tout le corps, soit sur le cou, le dos, ou la poitrine seulement, et que, s'étant découverts en dormant ils se seront probablement refroidis et auront été atteints par le rhume qui a marqué le début de leur maladie. Après un traitement plus ou moins long, le rhume a diminué d'intensité, et il n'en est resté qu'une petite toux sèche à laquelle ils n'ont guère porté d'attention; mais petit à petit cette toux est devenue plus fatigante et ils ont même craché un peu de sang; il est vrai, ajoutent-ils, que cette hémophthisie, n'a pas duré longtemps. C'est à partir de ce moment ou du moins peu de temps après, qu'ils ont ressenti une oppression qui, augmentant chaque jour, provoquait chez eux de la suffocation, quand ils voulaient marcher aussi vite que par le passé ; puis la toux, qui était sèche tout d'abord, était devenue plus grasse, et l'expectoration qui avait été salivaire pendant un temps assez long, s'était modifiée à son tour et était devenue glaireuse, puis purulente. Les crachats sont si abondants qu'ils ne peuvent s'imaginer comment il leur est possible de subvenir à une telle sécrétion. Aussi chaque jour leurs forces diminuent, leur consomption augmente et ils prévoient déjà le moment où ils ne pourront plus se lever. J'oubliais de dire que tous se plaignent de douleurs vives qui siégent dans le dos, entre es deux épaules et surtout dans celle du côté malade.

Voilà l'historique, à quelques variantes près, de toutes les affections que j'ai eu à traiter.

Cette kyrielle de symptômes qui semblent si différents les uns des autres ne sont cependant autre chose que les divers anneaux d'une même chaîne, et je vais faire en sorte de démontrer comment se forme chaque anneau de cette chaîne morbifique dont je viens de parler.

Commençons donc par le premier anneau.

Supposons un individu sous le coup d'une diathèse tuberculeuse. Jusqu'à un certain âge, il a joui de la santé la plus parfaite, mais un beau jour, par suite d'une cause qui nous échappe, le tubercule a pris naissance dans son organisme. Ce produit morbide existera à l'état latent, pourrait-on dire, avant de manifester sa présence par un trouble quelconque dans les fonctions respiratoires qui, quoique atteintes de prime abord, ne sont cependant pas encore assez altérées pour que l'hématose en souffre. Mais cet état dure peu, l'obstruction du poumon augmente ; par suite, l'acide carbonique s'exhale en moindre quantité, et il survient bientôt une modification dans le fluide sanguin, dont les globules sont si vivement atteints par ce gaz délétère. A partir de ce moment paraissent les sueurs nocturnes ainsi que le changement de forme des extrémités digitales, changement qui est occasionné par l'élimination en dehors de l'organisme du phosphate de chaux des os.

Combien de fois, à l'appui de ce que j'avance, ai-je rencontré des personnes atteintes de la tuberculose à l'état naissant, qui offraient déjà tous les symptômes extérieurs de la phthisie, c'est-à-dire doigts hippocratiques, pâleur, etc. ; enfin un je ne sais quoi dans l'aspect qui fait reconnaître de suite un tuberculeux par tous les médecins. Si je demandais à ces malades, car ils le sont déjà, comment ils se portaient, ils me répondaient tous sans exception que leur santé était parfaite. Cependant, en les poussant un peu, j'apprenais qu'ils avaient de fortes sueurs chaque nuit, mais que ce léger inconvénient ne les gênait nullement.

Malgré cette apparence de santé, le tubercule grossit, et au bout de quelque temps, il commence à irriter les bronches ou plutôt les extrémités bronchiques. C'est alors qu'apparaît une toux sèche plus fatigante par sa persistance que par son intensité, comme le dit avec tant de raison M. Tardieu dans sa *Pathologie médicale.*

C'est ce premier rhume qui marque le début de l'affection, et que les malades attribuent à un froid, à une imprudence, à une cause quelconque enfin.

Passons au second anneau. C'est l'hémophthisie, ou, comme on le dit vulgairement, le crachement de sang. Les toisons du tissu conjonctif gonflées par le produit morbide qu'elles contiennent se rompent, des vaisseaux sont brisés par les concrétions morbides : d'où une hémorrhagie plus ou moins abondante, selon la dimension des artères ou des veines lésées.

Le troisième est la suffocation, qui augmente à mesure que

les cellules pulmonaires ou le tissu interstitiel sont envahi par les granulations tuberculeuses. De cet envahissement naît l'impossibilité, pour les vésicules, de pouvoir se dilater comme par le passé ; aussi l'oppression en est-elle le résultat forcé.

Le quatrième anneau est constitué par l'irritation des bronches. L'agglomération des tubercules autour de ces canaux aérifères occasionne une compression et par conséquent une excitation qui provoque une sécrétion exagérée des nombreuses glandes qui tapissent ces conduits ; de là la toux et les crachats muqueux, puis mucoso-purulents, comme dans une bronchite chronique.

Quant au cinquième et dernier anneau, il correspond aux crachats purulents, c'est-à-dire à la fonte, à la suppuration du noyau tuberculeux et à son élimination hors de l'organisme par l'expectoration.

Du moment que le poumon est atteint si gravement, on ne doit pas être surpris de voir la faiblesse du malade augmenter chaque jour, l'hectisie apparaître et enfin l'asphyxie et la mort.

On n'a qu'à suivre la marche de la phthisie, de son début à sa terminaison, et l'on verra que j'en retrace bien les diverses phases progressives.

Mais il ne suffit pas de bien connaître cette terrible maladie, il faut en outre pouvoir la vaincre. Aussi, me suis-je mis à la besogne de tout cœur pour arriver à ce que je me proposais ; après bien des essais infructueux, mes efforts ont été couronnés de succès, et j'obtiens chaque jour des résultats qui dépassent de beaucoup ce que j'avais espéré de prime abord.

Cela dit, je vais passer à l'article qui intéresse le plus les malades, c'est-à-dire au traitement de l'affection qui fait le sujet de cette causerie.

TRAITEMENT

Combien de médications diverses n'a-t-on pas essayées en vain pour guérir la phthisie ! D'où provient ce peu de réussite, si ce n'est de ce que l'on ne connaît pas la cause première qui provoque la sécrétion du tubercule.

On a beau dire : c'est une diathèse, c'est-à-dire un état particulier qui prédispose à cette maladie; mais, qu'est-ce qui détermine cet état particulier, cette prédisposition à la tuberculose ? Quand on m'aura répondu : l'hérédité, les excès, les privations, les professions, ça ne m'avancera pas à grand'chose, vu le grand nombre d'exceptions qui existent dans les divers cas que je viens de citer.

Quelle est donc cette cause dont nous reconnaissons seulement, et avec trop de fréquence, les effets, les résultats néfastes ? Nous n'en savons rien. Est-ce une lésion nerveuse ? une modification dans les éléments constitutifs du sang? Est-ce un vice de nutrition, d'assimilation ?

Ce sont autant de questions auxquelles la science n'a pu encore répondre jusqu'à ce jour. On nage au milieu d'une foulé d'hypothèses, mais on ne sait encore rien de bien certain à ce sujet. (Telle n'est plus mon opinion.)

Il existe aussi, il est vrai, beaucoup d'affections dont nous ne connaissons pas non plus les causes premières et que nous parvenons cependant à guérir. On est obligé de faire ce que nous appelons la médecine des symptômes, c'est-à-dire de combattre chaque symptôme à mesure qu'il se présente et l'on arrive ainsi à maîtriser une maladie.

Jusqu'à ce jour, on n'a fait autre chose pour combattre la phthisie, et je vais le prouver. Si, par exemple, un tuberculeux est atteint d'hémophthisie, de crachement de sang, on lui administre des astringents, tels que : le perchlorure de fer, le ratania, pour augmenter la plasticité du sang ; s'il tousse, on a recours à l'opium et aux divers calmants tirés de la matière médicale ; s'il s'affaiblit, on se rejette sur les toniques, les analeptiques, pour combattre la faiblesse, et on lui fait absorber du quinquina et des boulettes de viande crue.

Mais, me dira-t-on, ne donnez-vous pas aussi tous les jours une pareille médication à vos malades ? Je répondrai, qu'en effet, rien n'est plus vrai ; seulement, comme je considère la guérison de la tuberculose commé presque impossible avec cette médication seule, j'ai ajouté quelque chose au traitement ordinaire ; ce sont des inhalations qui vont attaquer le tubercule jusque dans les poumons.

Sans avoir recours à ce moyen héroïque, il est impossible, bien que l'on dise que ce mot n'est pas français, d'essayer de guérir la tuberculose, quelle que soit la méthode curative que l'on emploie.

Il est facile, du reste, maintenant que l'on sait de quelle façon se fait l'obstruction du poumon, de reconnaître la véracité de ce que j'avance.

En effet, est-il admissible, qu'en employant n'importe quelle médication, autre que les inhalations, on puisse arriver à dissoudre les concrétions qui se sont déposées dans le tissu pulmonaire ?

Toutes les drogues absorbées par la bouche, descendant dans l'estomac, sont assimilées comme tous les autres aliments et passent dans la masse du sang, elles profitent donc davantage à toute autre partie du corps, qu'au poumon malade, puisque, par suite de son obstruction, la circulation s'y fait moins bien que dans le poumon sain. On fatigue alors bien inutilement un malade, en cherchant à lui venir en aide.

Il fallait à toute force sortir de cette impasse, et j'ai pensé

que des inhalations seules pouvaient amener le résultat
désiré.

Il était donc nécessaire de mettre le poumon malade en
contact avec un liquide qui, tout en n'attaquant pas l'organe,
fût cependant apte à fondre et à faire disparaître le tubercule.

Je suis parti de cette idée ; mais le tout était de trouver le
liquide. Aussi que d'essais n'ai-je pas faits, que de déception
n'ai-je pas éprouvées !

Cependant le jour se faisait tout doucement et j'ai fini par
atteindre le but que j'entrevoyais.

Bref, j'ai trouvé ! Est-ce à dire que j'aie plus travaillé que
mes devanciers pour découvrir un spécifique contre la
phthisie ? Non ! Seulement j'ai eu l'heureuse idée d'appli-
quer un médicament nouveau contre les affections qui nous
occupent et j'ai obtenu les résultats que j'en espérais.

D'ici à peu de temps, dans un ouvrage où la science trou-
vera une plus grande place que dans cette brochure, je ra-
conterai par quelle série d'expériences j'ai été forcé de
reconnaître l'efficacité de la médication que j'emploie chaque
jour avec tant de succès.

Je savais depuis longtemps que des inhalations avaient été
données aux phthisiques ; Trousseau dit même à ce sujet :
« On a préconisé depuis quelque temps des inhalations d'eaux
sulfurées, iodées, arséniées, chlorurées, etc., etc., contre les
affections de poitrine, mais on n'en a pas retiré les bons effets
qu'on en espérait, car aucune amélioration n'a été observée
dans l'état des malades.

« Cependant je suis assuré, ajoute cet éminent praticien,
que ce mode de traitement est appelé à rendre de grands services. »

Avis donc aux jeunes médecins, ils ont là un vaste champ
à explorer ! J'ai suivi le conseil donné par ce maître illustre
et j'ai atteint le but proposé. En voici la preuve : c'est
qu'après un traitement de dix à quinze jours, les malades

ressentent une amélioration sensible dans leur respiration; les crachats et la toux diminuent et beaucoup de personnes qui étaient alitées ou dans l'impossibilité de travailler, quand j'ai entrepris la cure de leur affection, peuvent souvent reprendre leurs travaux.

Qu'on me permette de faire ici une profession de foi; tout le monde en fait aujourd'hui, je ne vois pas pourquoi je n'exprimerais pas aussi mes idées.

Bien que jusqu'à ce jour on ait regardé, comme article de foi, l'incurabilité de la phthisie, vu l'impossibilité d'atteindre les granulations morbides qui s'étaient déposées dans le tissu pulmonaire et de les dissoudre, je me fais fort de prouver qu'aujourd'hui on peut arriver à faire disparaître les produits tuberculeux par le traitement spécial que je donne à mes malades. On nierait à tort les cures que j'obtiens chaque jour; mais avant de nier, il faudrait, ce me semble, se rendre compte si le mode de traitement que je propose a quelque vertu; cela fait, on pourrait alors se prononcer. Mais que de parti pris on veuille persévérer dans les idées erronées du passé, sans chercher à s'assurer si ce que j'avance est vrai ou faux, je ne puis admettre pareille chose!

Quand j'ai commencé à chercher le moyen de guérir la tuberculose, j'ai essayé tous les spécifiques vantés aujourd'hui et je ne me suis fait une conviction sur leur valeur qu'après les avoir expérimentés à plusieurs reprises, mais de prime abord je n'ai pas dit : C'est impossible! je les ai appréciés selon les services qu'ils m'ont rendus, c'est ce que je désire que l'on fasse à l'égard du nouveau système que je préconise et qui doit bien avoir quelque valeur, puisque sur cent phthisiques à la première et à la deuxième période (je ne sors pas de là), je ne crois pas m'avancer en garantissant la guérison de plus des huit dixièmes de ces malades.

Si, quand un malade se présente à moi, je voulais lui décrire sa maladie en me servant des mots techniques, scientifiques, et que je lui dise : Il existe de la matité dans tel ou tel point de votre poitrine ; il y a absence de sonorité dans tel autre point ; puis : j'entends des râles muqueux à bulles plus ou moins grosses, etc., etc.; les neuf dixièmes de mes clients ne me comprendraient pas ; pour obvier à cela, j'ai trouvé un moyen pratique qui leur fait mieux concevoir que tous mes termes baroques l'efficacité de mon système.

Voici le moyen, il est à la portée de tout le monde.

Tout individu atteint d'affection de poitrine a une respiration plus ou moins longue, selon l'obstruction plus ou moins grande du poumon. Quand donc j'ai constaté les lésions existant dans cet organe et que je reconnais la possibilité de la guérison, c'est-à-dire quand la maladie n'est pas encore arrivée à la période de ramollissement (3e période), voici comment j'agis :

Je prescris au malade de courir et de compter le nombre de pas que sa capacité respiratoire lui permettra de faire. J'ai traité et guéri des personnes qui ne pouvaient courir que 3 pas, d'autres vont jusqu'à 30, 40, même 50 pas. Ils ont donc une base, une mesure qui leur fait connaître leur force de respiration. C'est un point de repère.

Eh bien ! si après avoir pris 10, 12 ou 15 inhalations, le malade fournit une course qui dépasse d'un assez grand nombre de pas celle qu'il avait faite en commençant son traitement, croyez-vous qu'il ne comprendra pas mieux le résultat obtenu, que si je lui parle de râles, de matité, de sonorité, etc., etc.?

Il faut, pour débarrasser le poumon des concrétions qui sont venues l'envahir, selon le degré de gravité de l'affection, de 30 à 90 jours d'un traitement qui ne nuit en rien aux occupations.

Bien qu'il n'y ait encore que peu de temps que je réside dans la capitale, je pourrais citer déjà bien des guérisons, ntre autres celles de plusieurs personnes qui, en commençant leur traitement, pouvaient à peine quitter le lit, et qui, après douze jours d'inhalation, reprenaient leur travail et se portent très bien aujourd'hui.

J'ai consulté dernièrement un de ces malades et, malgré une habitude très grande de l'auscultation et tous les soins possibles, je n'ai jamais pu découvrir lequel des deux poumons avait été atteint, tellement la respiration était normale.

Quant à mes autres malades, bien que la guérison ne soit pas aussi avancée, vu le petit nombre d'inhalations qu'ils ont prises, ils reconnaissent tous un mieux sensible dans leur état.

Dans tout il faut de la persévérance, et je n'admets pas que 5 ou 6 inhalations suffisent pour guérir.

J'ai déjà vu beaucoup de malades, mais un certain nombre d'entre eux, dès qu'ils ressentent un peu de mieux, cessent tout traitement; ils espèrent probablement obtenir leur guérison sans être obligés de venir passer quelques instants devant un appareil pulvérisateur, et surtout de débourser le prix de l'inhalation qui, quoique très modique, paraît encore trop élevé pour certains ouvriers.

Combien de fois n'ai-je pas rencontré de ces individus dont je parle et qui, lorsque je leur demande pourquoi ils n'ont pas suivi mon mode de traitement plus longtemps, ont répondu : Nous étions dans l'impossibilité de travailler quand nous sommes allés vous trouver ; maintenant que, grâce à vos soins, nous nous portons bien, nous avons repris nos travaux; sans cela, nous ne pourrions donner du pain à notre famille. Si nous rechutons, eh bien, nous aurons de nouveau recours à vous.

Ne serait-ce pas un grand bonheur de pouvoir venir en aide à ces pauvres gens ? Aussi, je n'aurai de repos que je n'aie fondé un dispensaire où je pourrai donner gratuitement des soins et surtout des inhalations à cette classe de malades

Tel est le but que je me propose, et j'y arriverai malgré tous les obstacles qu'on pourrait m'opposer.

Mon système, pour guérir la phthisie, m'ayant donné et me donnant chaque jour de si heureux résultats, je finirai bien par convaincre les plus incrédules qui, tôt ou tard, seront forcés d'en reconnaître l'efficacité.

Combien de fois ne m'a-t-on pas dit : Puisque vous avez une telle confiance dans l'infaillibilité de votre médication, pourquoi ne demandez-vous pas à en faire l'application dans un hôpital ? J'ai pensé à cela bien souvent, mais que de démarches à faire pour obtenir ce que l'on appellerait une faveur ! puis combien d'ennuis, de tracasseries peut-être n'aurais-je pas à supporter ? Pour éviter tout cela, je n'ai pas voulu faire la moindre supplique à ce sujet.

Venu tout exprès à Paris dans le but de préconiser mon nouveau traitement, je recevrai en ami, puisque je suis médecin, les malades qui voudront bien s'adresser à moi et se confier à mes soins ; mais je resterai tranquille chez moi, et je ne demanderai rien à personne.

J'en reviens au traitement. J'ai eu bien des fois aussi, sinon des insuccès, du moins des ennuis, depuis que j'ai entrepris la cure des affections de poitrine ; en voici la cause : Un malade, ayant eu connaissance de ma manière de traiter, vient à moi avec l'idée de suivre ma médication ; je l'examine, et, après cet examen, je reconnais des lésions dont la gravité m'enlève tout espoir de guérir. Que faire en pareil cas ? Je ne puis dire à ce malade que je regarde sa guérison comme impossible, car son poumon étant éliminé déjà en partie, je ne puis remplacer des organes qui n'existent plus ou qui sont en suppuration. Si je disais pareille chose, je lui mettrais la mort dans l'âme, et je troublerais encore le peu de moments qui lui restent à vivre. Je cherche donc à temporiser, mais ces malheureux ne veulent rien entendre ; ils veulent quand même prendre des inhalations, surtout après qu'ils ont constaté les bons effets qu'elles ont produits sur d'autres malades avec qui ils ont été en contact. Ils commencent donc ; mais, après quelques jours de ce traitement, comme l'élimination du poumon va toujours son train, la faiblesse s'accroît, la respiration devient de plus en plus difficile, et ils cessent forcément la médication qu'ils prenaient contre mon gré.

Les inhalations ne peuvent, il est vrai, occasionner le moindre mal. J'ai vu souvent des individus à la dernière extrémité reprendre un semblant de vie chaque fois qu'ils en avaient absorbé une, et tous m'exprimaient le chagrin qu'ils ressentaient de ne pas avoir commencé mon traitement plus tôt, convaincus qu'ils étaient que je les eusse guéris.

En somme, il faut trente inhalations environ pour dissoudre les concrétions qui ont envahi le poumon ; le malade en prend six à huit de suite, selon la gravité de l'affection, puis une tous les deux jours pendant une semaine, ensuite une tous les trois jours, et enfin une par huitaine.

Quand on arrive à la dix-septième ou dix-huitième inhalation, les poumons sont désobstrués, la respiration est redevenue normale ; la percussion et l'auscultation ne révèlent plus aucune lésion dans l'organe respiratoire.

Il est facile de se rendre compte de ce que j'avance dans cette causerie ; pour cela, on n'a qu'à venir chez moi, rue de Rivoli, 76, tous les jours, de 1 à 3 heures.

Je recévrai toujours avec la plus grande cordialité toutes les personnes qui voudront bien venir examiner mon système de traitement et se rendre compte si, par la méthode que je préconise, j'ai réellement obtenu les heureux résultats dont j'ai parlé ci-dessus.

Je termine donc cette causerie, ne voulant m'allonger davantage ni sur les affections de poitrine, ni sur ma méthode de traitement, trouvant du reste que cet opuscule est déjà trop long ; je m'arrête.

Mais, en le publiant, je voudrais persuader à tous que son

unique but est d'être utile à l'humanité et d'apporter quelque soulagement à ses maux.

Si j'arrive à cette fin, je serai assez récompensé, puisque telle est ma plus grande ambition et le seul but auquel tendent tous mes désirs.

FIN

Conseils aux malades atteints d'affections de poitrine (phthisie, bronchite, pneumonie caséeuse, emphysème, etc.), par correspondance.

Typ. Alcan-Lévy, rue Lafayette, 61, et passage des Deux-Sœurs.